Das Schnellkochbuch für die Luftfritteuse

Schnelle & einfache Air Fryer-Rezepte für clevere Leute mit einem erschwinglichen Budget

Paula Hallinan

INHALTSVERZEICHNIS

EINLEITUNG...4
FRÜHSTÜCK...7
1. Italienisches zerkleinertes Huhn.................................. 7
2. Zoodle-Suppe 9
3. Kohlsuppe 12
4. Mojo-Huhn... 14
5. Gewürzmandeln 16
6. Knuspriger Blumenkohl Bites 18
7. Gebratene Kokosnuss-Möhren 20
8. Gebackene Kartoffeln mit Speck 21
9. Gefüllte Champignons mit Walnuss und Käse......... 22
10. Luftgetrocknete Hähnchenschenkel.......................... 24
GEMÜSE UND BEILAGEN...26
11. Honig-Zwiebeln 26
12. Köstliche gebratene Knoblauch-Scheiben 28
13. Kokosnussöl Artischocken 30
14. Gebratene Champignons 32
15. Süßkartoffelpüree 34
16. Blumenkohl-Reis 36
17. Zerkleinerter Kohl.. 38
18. Gebratener Lauch Rezept 40
19. Rosenkohl-Tomaten-Mix-Rezept 41
20. Rettich-Haschee-Rezept 42
FLEISCH 43
21. Wonton-Fleischbällchen.. 43
22. Barbecue gewürzte Schweinerippchen 45
23. Einfaches mariniertes Schweinefilet aus der Heißluftfritteuse 47
24. Schweinekoteletts mit Balsamico-Glasur.................. 49
25. Perfektes luftgebratenes Schweinekotelett 51
26. Rustikale Schweinerippchen 54
27. Air Fryer Baby Back Ribs 56
28. Schweinekoteletts in Parmesankruste........................... 58

29. Knusprige Knödel 60
30. Schweinefleisch Joint 62
FISCH UND MEERESFRÜCHTE 64
31. Fliegender Fisch 64
32. Fisch-Tacos aus der Fritteuse 66
33. Jakobsmuscheln im Speckmantel 68
34. Schnell gebratener Wels 70
35. Luftgebratene Kräutergarnele 72
36. Krabben und gegrillte Käsesandwiches 73
37. Krabbenkroketten 75
38. Gebutterter Knoblauch-Oregano auf Venusmuscheln 77
39. Gebutterte Garnelen mit Knoblauch-Sriracha 79
40. Cajun gewürztes Lachsfilet 81
SNACKS UND NACHSPEISE 83
41. Kurkuma Karottenchips 83
42. Schnittlauch-Rettich-Snack 85
43. Linsen Snack 86
44. Air Fried Mais 87
45. Panierte Champignons 88
46. Käsestäbchen mit süßer Thai-Soße 90
47. Avocados im Speckmantel 92
48. Scharfe Hähnchen-Wingettes 94
49. Karotten-Chips 96
50. Schnelle Käsesticks 97
SCHLUSSFOLGERUNG 98

EINLEITUNG

Air Fryer ist eine Kochtechnologie, die eine Kombination aus einem Konvektionsofen und einem Heißluft-Popcorn-Popper ist. Sie lässt heiße Luft um das Essen zirkulieren und verwendet weniger Fett als normales Frittieren. Sie soll gesünder sein, weil sie wenig Öl, keine Butter und kein Fett verwendet. Luftfritteusen verwenden Konvektion zum Garen von Speisen. Konvektion ist eine Garmethode, bei der heiße Luft um die Lebensmittel zirkuliert, um sie zu garen. Die heiße Luft zirkuliert um das Gargut und gart es gleichmäßig. Luftfritieren ist eine gute Möglichkeit, frittierte Lebensmittel ohne die vielen gesättigten Fette zu genießen. Luftfritteusen sind auch eine bessere Möglichkeit, leckeres, knuspriges Essen zuzubereiten, ohne viel Öl zu verwenden. Es ist wichtig, daran zu denken, dass Luftfritteusen Ihr Essen nicht in frittierte, fettige Perfektion verwandeln (aber Sie können frittiertes Essen in einer Luftfritteuse zubereiten!).

Wesentliche Funktionen

1. Sauté: Diese Funktion wird als Bratpfanne verwendet. Sie verwandelt Ihren Air Fryer-Grill in eine Bratpfanne zum Anbraten Ihrer Speisen. Verwenden Sie während der Verwendung dieser Funktion den Glasdeckel.

2. Grillen: Mit dieser Funktion können Sie Ihre Lieblingsspeisen grillen. Verwenden Sie bei dieser Funktion eine Grillplatte für beste Ergebnisse. Es erzeugt eine hohe Hitze von 500°F, um die Grillplatte zu erhitzen. Sie erhalten exzellente Grillspuren auf Ihrem Essen, ohne dass Ihre Küche mit Rauch gefüllt wird. Verwenden Sie bei dieser Funktion einen Deckel für die Luftfritteuse.

3. Backen: Mit dieser Funktion können Sie Ihren Lieblingskuchen, Kekse, Desserts und mehr backen. Verwenden Sie bei dieser Funktion einen Deckel für die Luftfritteuse.

4. Braten: Diese Funktion ist eine ideale Wahl zum Braten Ihrer Lieblingsspeisen. Sie können das ganze Stück Fisch, Gemüse, Fleisch und mehr braten. Air Fryer Grill verwendet Heißluftzirkulationstechniken, um Ihr Essen gleichmäßig von allen Seiten zu braten. Während des Bratens müssen Sie Ihr Essen nie umdrehen. Verwenden

Sie bei dieser Funktion einen Deckel für die Heißluftfritteuse.

FRÜHSTÜCK

1. Italienisches zerkleinertes Huhn

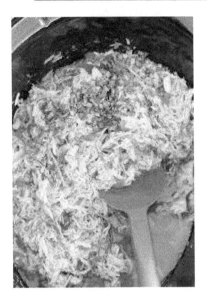

Zubereitungszeit: 5 Minuten

Kochzeit: 15 Minuten

Portionen: 8

Zutaten:

- 1 Esslöffel italienisches Gewürz
- 4 lbs. Hühnerbrüste
- ½ Teelöffel Meersalz, fein
- ½ Teelöffel gemahlener schwarzer Pfeffer

- 1 Tasse Hühnerbrühe

Wegbeschreibung:

1. Legen Sie Ihr Hähnchen in die Fritteuse und geben Sie die Gewürze hinein. Würzen Sie es gut und gießen Sie dann die Brühe über Ihr Hähnchen.

2. 10 Minuten auf hoher Stufe kochen, dann in Streifen schneiden und mit Brühe servieren.

Ernährung: Kalorien - 170 Eiweiß - 27 g Fett - 7 g Kohlenhydrate - 1 g.

2. Zoodle-Suppe

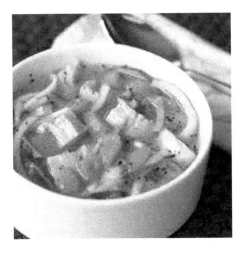

Zubereitungszeit: 5 Minuten

Kochzeit: 25 Minuten

Portionen: 6

Zutaten:

- 1 Esslöffel Olivenöl
- 1 Zwiebel, gewürfelt
- 1 lb. Hähnchenbrüste, ohne Knochen, ohne Haut & in Scheiben geschnitten
- 2 Gewürznelken Knoblauch, gehackt
- 3 Karotten, in Scheiben geschnitten
- 1 Lorbeerblatt

- 6 Tassen Hühnerbrühe
- 3 Stangen Staudensellerie, in Scheiben geschnitten
- 1 Jalapeno-Pfeffer, gewürfelt
- 2 Esslöffel Apfelweinessig
- 4 Zucchinis, spiralisiert
- Meersalz und schwarzer Pfeffer nach Geschmack

Wegbeschreibung:

1. Wählen Sie Anbraten und fügen Sie dann den Knoblauch und die Zwiebel hinzu. Kochen Sie, bis Sie das Aroma riechen können, und fügen Sie dann Sellerie, Karotten, Jalapeno und Hähnchenbrust hinzu. Rühren Sie eine Minute lang, bevor Sie mit Salz und Pfeffer würzen.

2. Geben Sie das Lorbeerblatt, die Hühnerbrühe und den Apfelessig hinzu. Schließen Sie den Deckel und kochen Sie 20 Minuten lang bei hohem Druck, bevor Sie den Schnellverschluss verwenden.

3. Wählen Sie erneut anbraten, und fügen Sie dann Ihre Zucchini hinzu und kochen Sie weitere drei Minuten. Warm servieren.

Ernährung: Kalorien - 164 Eiweiß - 19 g Fett - 5 g Kohlenhydrate - 10 g.

3. Kohlsuppe

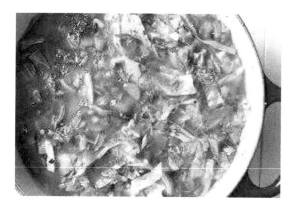

Zubereitungszeit: 10 Minuten

Zubereitungszeit: 35 Minuten

Portionen: 6

Zutaten:

- 1 Zwiebel, gehackt
- 1 Esslöffel Avocadoöl
- 1 lb. Rinderhackfleisch
- ½ Teelöffel Knoblauchpulver
- 1 Dose Tomaten, gewürfelt
- Meersalz und schwarzer Pfeffer nach Geschmack
- 6 Tassen Knochenbrühe
- 1 lb. Kohl, zerkleinert

- 2 Lorbeerblätter

Wegbeschreibung:

1. Wählen Sie "Anbraten" und geben Sie dann das Öl hinzu. Sobald es heiß ist, braten Sie das Rindfleisch und die Zwiebeln an. Würzen Sie mit Knoblauch, Salz und Pfeffer. 2 Minuten kochen und dann die Knochenbrühe, den Kohl, die Lorbeerblätter und die gewürfelten Tomaten hinzugeben.
2. Kochen Sie dreißig Minuten lang bei hohem Druck.

Verwenden Sie einen Schnellspanner und servieren Sie ihn warm.

Ernährung: Kalorien - 428 Eiweiß - 26,3 g Fett - 24,8 g Kohlenhydrate - 9,2 g.

4. Mojo-Huhn

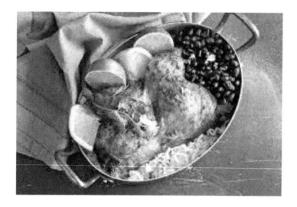

Zubereitungszeit: 10 Minuten

Kochzeit: 45 Minuten

Portionen: 4

Zutaten:

- 1 Esslöffel Zitronensaft, frisch
- 1 Esslöffel Olivenöl
- 1 Ganzes Huhn
- 2 Esslöffel Rosmarin, frisch und gehackt
- 1 Esslöffel, frisch und zerkleinert
- Meersalz und schwarzer Pfeffer nach Geschmack
- 1 Lorbeerblatt

Wegbeschreibung:

1. Wählen Sie "Anbraten" und geben Sie dann das Olivenöl hinzu. Mischen Sie Ihr Hähnchen und braten Sie es auf beiden Seiten an. Beiseite stellen und dann den Untersetzer einlegen.

2. Mischen Sie den Zitronensaft, die Hühnerbrühe, den Rosmarin und den Thymian ein. Würzen Sie mit Salz und Pfeffer, und drücken Sie dann Ihre Geflügeltaste.

3. 25-30 Min. kochen lassen, dann das Lorbeerblatt vor dem Servieren entfernen.

Ernährung: Kalorien - 250 Eiweiß - 30 g Fett - 31 g Kohlenhydrate - 1 g.

5. Gewürzmandeln

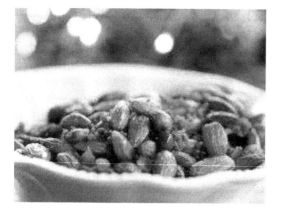

Zubereitungszeit: 5 Minuten

Kochzeit: 10 Minuten

Portionen: 4

Zutaten:

- ½ Teelöffel gemahlener Zimt
- ½ Teelöffel geräucherter Paprika
- 1 Tasse Mandeln
- 1 Eiweiß
- Meersalz nach Geschmack

Wegbeschreibung:

1. Die Heißluftfritteuse auf 310 F vorheizen. Den Korb der Heißluftfritteuse mit Kochspray einfetten. In einer

Schüssel das Eiweiß mit Zimt und Paprika schlagen und die Mandeln unterrühren.

2. Verteilen Sie die Mandeln auf dem Boden des Frittierkorbs und frittieren Sie sie 12 Minuten lang an der Luft, wobei Sie sie ein- oder zweimal schütteln. Herausnehmen und zum Servieren mit Meersalz bestreuen.

Ernährung: Kalorien: 90 Kohlenhydrate: 3 g Fett: 2 g Eiweiß: 5 g

6. Knuspriger Blumenkohl Bites

Zubereitungszeit: 5 Minuten

Kochzeit: 15 Minuten

Portionen: 4

Zutaten:

- 1 Esslöffel italienisches Gewürz
- 1 Tasse Mehl
- 1 Tasse Milch
- 1 Ei, verquirlt
- 1 Kopf Blumenkohl, in Röschen geschnitten

Wegbeschreibung

1. Heizen Sie die Heißluftfritteuse auf 390 F vor. Fetten Sie den Korb der Heißluftfritteuse mit Kochspray ein. Mischen Sie in einer Schüssel das Mehl, die Milch, das Ei und die italienischen Gewürze. Bestreichen Sie den Blumenkohl mit der Mischung und lassen Sie die überschüssige Flüssigkeit ablaufen.

2. Legen Sie die Röschen in den Frittierkorb, besprühen Sie sie mit Kochspray und frittieren Sie sie 7 Minuten

lang an der Luft. Schütteln und weitere 5 Minuten garen. Lassen Sie sie vor dem Servieren abkühlen.

Ernährung: Kalorien: 70 Kohlenhydrate: 2 g Fett: 1 g Eiweiß: 3 g

7. Gebratene Kokosnuss-Möhren

Zubereitungszeit: 5 Minuten

Kochzeit: 10 Minuten

Portionen: 4

Zutaten:

- 1 Esslöffel Kokosnussöl, geschmolzen
- 1 lb Pferdemöhren, in Scheiben geschnitten
- Salz und schwarzer Pfeffer nach Geschmack
- ½ Teelöffel Chilipulver

Wegbeschreibung:

1. Heizen Sie die Heißluftfritteuse auf 400 F vor.
2. Mischen Sie die Karotten in einer Schüssel mit Kokosnussöl, Chilipulver, Salz und Pfeffer. In die Heißluftfritteuse geben und 7 Minuten lang luftfritieren. Schütteln Sie den Korb und garen Sie weitere 5 Minuten, bis sie goldbraun sind. Servieren.

Ernährung: Kalorien: 80 Kohlenhydrate: 3 g Fett: 1 g Eiweiß: 4 g

8. Gebackene Kartoffeln mit Speck

Zubereitungszeit: 5 Minuten

Kochzeit: 30 Minuten

Portionen: 4

Zutaten:

- 4 Kartoffeln, geschrubbt, halbiert, längs geschnitten
- 1 Esslöffel Olivenöl
- Salz und schwarzer Pfeffer nach Geschmack
- 4 oz Speck, gewürfelt

Wegbeschreibung

1. Die Luftfritteuse auf 390 F vorheizen. Die Kartoffeln mit Olivenöl bestreichen und mit Salz und Pfeffer würzen. Mit der Schnittfläche nach unten in den gefetteten Frittierkorb legen.
2. 15 Minuten backen, umdrehen, mit Speck belegen und 12-15 Minuten backen, bis die Kartoffeln goldbraun und der Speck knusprig ist. Warm servieren.

Ernährung: Kalorien: 150 Kohlenhydrate: 9 g Fett: 7 g Eiweiß: 12 g

9. Gefüllte Champignons mit Walnuss und Käse

Zubereitungszeit: 5 Minuten

Kochzeit: 10 Minuten

Portionen: 4

Zutaten:

- 4 große Portobello-Pilzköpfe
- ⅓ Tasse Walnüsse, gehackt
- 1 Esslöffel Rapsöl
- ½ Tasse Mozzarella-Käse, geraspelt
- 2 Esslöffel frische Petersilie, gehackt

Wegbeschreibung

1. Heizen Sie die Heißluftfritteuse auf 350 F vor. Fetten Sie den Korb der Heißluftfritteuse mit Kochspray ein.

2. Reiben Sie die Champignons mit Rapsöl ein und füllen Sie sie mit Mozzarellakäse. Mit gehackten Walnüssen belegen und auf dem Boden des eingefetteten Fritteusenkorbs anordnen. 10 Minuten backen oder bis die Oberseite goldbraun ist. Herausnehmen, ein paar

Minuten abkühlen lassen und zum Servieren mit frisch gehackter Petersilie bestreuen.

Ernährung: Kalorien: 110 Kohlenhydrate: 6 g Fett: 5 g Eiweiß: 8 g

10. Luftgetrocknete Hähnchenschenkel

Zubereitungszeit: 5 Minuten

Kochzeit: 15 Minuten

Portionen: 4

Zutaten:

- 1 ½ lb. Hähnchenschenkel
- 2 Eier, leicht verquirlt
- 1 Tasse gewürztes Paniermehl
- ½ Teelöffel Oregano
- Salz und schwarzer Pfeffer, nach Geschmack

Wegbeschreibung:

1. Heizen Sie die Luftfritteuse auf 390 F vor. Würzen Sie das Hähnchen mit Oregano, Salz und Pfeffer. Geben Sie die verquirlten Eier in eine Schüssel. In einer separaten Schüssel die Semmelbrösel hinzugeben. Hähnchenschenkel in die Eimasse tauchen, dann in den Semmelbröseln wälzen und fest andrücken, damit die Semmelbrösel gut haften.

2. Sprühen Sie das Hähnchen mit Kochspray ein und legen Sie es mit der Hautseite nach oben in einer

einzigen Schicht auf den Frittierkorb. 12 Minuten lang an der Luft braten, die Hähnchenschenkel umdrehen und weitere 6-8 Minuten garen. Servieren.

Ernährung: Kalorien: 190 Kohlenhydrate: 11 g Fett: 8 g Eiweiß: 16 g

GEMÜSE UND BEILAGEN

11. Honig-Zwiebeln

Zubereitungszeit: 10 Minuten

Kochzeit: 20 Minuten

Portionen: 2

Zutaten:

- 2 große weiße Zwiebeln
- 1 Esslöffel roher Honig
- 1 Teelöffel Wasser
- 1 Esslöffel Paprika

Wegbeschreibung:

1. Schälen Sie die Zwiebeln und schneiden Sie sie mit einem Messer kreuzförmig ein.
2. Mischen Sie dann den rohen Honig und das Wasser; rühren Sie um.
3. Fügen Sie das Paprikapulver hinzu und rühren Sie die Mischung, bis sie glatt ist.

4. Legen Sie die Zwiebeln in den Frittierkorb und beträufeln Sie sie mit der Honigmischung.

5. Kochen Sie die Zwiebeln 16 Minuten lang bei 380° F.

6. Wenn die Zwiebeln gekocht sind, sollten sie weich sein.

7. Geben Sie die gekochten Zwiebeln auf Servierteller und servieren Sie sie.

Ernährung: Kalorien 102, Fett 0,6, Ballaststoffe 4,5, Kohlenhydrate 24,6, Eiweiß 2,2

12. Köstliche gebratene Knoblauch-Scheiben

Zubereitungszeit: 10 Minuten

Kochzeit: 8 Minuten

Portionen: 4

Zutaten:

- 1 Teelöffel Kokosnussöl
- ½ Teelöffel getrockneter Koriander
- ¼ Teelöffel Cayennepfeffer
- 12 Unzen Knoblauchzehen, geschält

Wegbeschreibung:

1. Bestreuen Sie die Knoblauchzehen mit dem Cayennepfeffer und dem getrockneten Koriander.
2. Mischen Sie den Knoblauch mit den Gewürzen und geben Sie ihn dann in den Korb der Fritteuse.
3. Fügen Sie das Kokosnussöl hinzu und braten Sie den Knoblauch 8 Minuten lang bei 400° F, wobei Sie nach der Hälfte der Zeit umrühren.

4. Wenn die Knoblauchzehen gar sind, geben Sie sie auf Servierteller und servieren Sie sie.

Ernährung: Kalorien 137, Fett 1,6, Ballaststoffe 1,8, Kohlenhydrate 28,2, Eiweiß 5,4

13. Kokosnussöl Artischocken

Zubereitungszeit: 10 Minuten

Kochzeit: 13 Minuten

Portionen: 4

Zutaten:

- 1 Pfund Artischocken
- 1 Esslöffel Kokosnussöl
- 1 Esslöffel Wasser
- ½ Teelöffel gehackter Knoblauch
- ¼ Teelöffel Cayennepfeffer

Wegbeschreibung:

1. Schneiden Sie die Enden der Artischocken ab, beträufeln Sie sie mit dem Wasser und reiben Sie sie mit dem gehackten Knoblauch ein.
2. Mit dem Cayennepfeffer und dem Kokosöl bestreuen.
3. Danach wickeln Sie die Artischocken in Folie und legen sie in den Frittierkorb.
4. 10 Minuten bei 370° F kochen.

5. Dann nehmen Sie die Artischocken aus der Folie und garen sie weitere 3 Minuten bei 400° F.

6. Übertragen Sie die gekochten Artischocken auf Servierteller und lassen Sie sie etwas abkühlen.

7. Servieren!

Ernährung: Kalorien 83, Fett 3,6, Ballaststoffe 6,2, Kohlenhydrate 12,1, Eiweiß 3,7

14. Gebratene Champignons

Zubereitungszeit: 10 Minuten

Kochzeit: 5 Minuten

Portionen: 2

Zutaten:

- 12 Unzen Pilzhüte
- ¼ Tasse frischer Dill, gehackt
- ¼ Teelöffel Zwiebel, gehackt
- 1 Teelöffel Olivenöl
- ¼ Teelöffel Kurkuma

Wegbeschreibung:

1. Kombinieren Sie den gehackten Dill und die Zwiebel.
2. Fügen Sie das Kurkuma hinzu und rühren Sie die Mischung um.
3. Danach fügen Sie das Olivenöl hinzu und mischen, bis eine homogene Masse entsteht.
4. Füllen Sie dann die Pilzhüte mit der Dillmischung und legen Sie sie in den Fritteusenkorb.
5. Kochen Sie die Pilze 5 Minuten lang bei 400° F.

6. Wenn das Gemüse gegart ist, lassen Sie es vor dem Servieren auf Zimmertemperatur abkühlen.

Ernährung: Kalorien 73, Fett 3,1, Ballaststoffe 2,6, Kohlenhydrate 9,2, Eiweiß 6,6

15. Süßkartoffelpüree

Zubereitungszeit: 10 Minuten

Kochzeit: 10 Minuten

Portionen: 5

Zutaten:

- 1 Pfund Süßkartoffeln
- 1 Teelöffel Olivenöl
- 1 Esslöffel Mandelmilch
- ¾ Teelöffel Salz
- 1 Teelöffel getrocknete Petersilie

Wegbeschreibung:

1. Schälen Sie die Süßkartoffeln und hacken Sie sie.
2. Legen Sie die geschnittenen Süßkartoffeln in den Frittierkorb und bestreuen Sie sie mit dem Salz und der getrockneten Petersilie.
3. Fügen Sie das Olivenöl hinzu und rühren Sie die Mischung um.

4. Kochen Sie die Süßkartoffeln bei 400° F 10 Minuten lang, wobei Sie während des Kochens zweimal umrühren.

5. Wenn die Süßkartoffeln gar sind, pürieren Sie sie gut mit einem Stabmixer, bis sie glatt sind.

6. Geben Sie die Mandelmilch hinzu und rühren Sie vorsichtig um.

7. Servieren und genießen!

Ernährung: Kalorien 120, Fett 1,8, Ballaststoffe 3,6, Kohlenhydrate 25,1, Eiweiß 1,4

16. Blumenkohl-Reis

Zubereitungszeit: 10 Minuten

Kochzeit: 12 Minuten

Portionen: 4

Zutaten:

- 14 Unzen Blumenkohlköpfe
- 1 Esslöffel Kokosnussöl
- 2 Esslöffel frische Petersilie, gehackt

Wegbeschreibung:

1. Waschen Sie die Blumenkohlköpfe sorgfältig und hacken Sie sie in kleine Stücke.
2. Geben Sie den Blumenkohl in die Heißluftfritteuse und fügen Sie Kokosöl hinzu.
3. Vorsichtig umrühren und 10 Minuten bei 370° F kochen.
4. Fügen Sie dann die frische Petersilie hinzu und rühren Sie gut um.
5. Kochen Sie den Blumenkohlreis für weitere 2 Minuten bei 400° F.

6. Danach schwenken Sie den Blumenkohlreis vorsichtig und servieren ihn sofort.

Ernährung: Kalorien 55, Fett 3,5, Ballaststoffe 2,5, Kohlenhydrate 5,4, Eiweiß 2

17. Zerkleinerter Kohl

Zubereitungszeit: 15 Minuten

Kochzeit: 15 Minuten

Portionen: 4

Zutaten:

- 15 Unzen Kohl
- ¼ Teelöffel Salz
- ¼ Tasse Hühnerbrühe
- ½ Teelöffel Paprika

Wegbeschreibung:

1. Zerkleinern Sie den Kohl und bestreuen Sie ihn mit Salz und Paprika.
2. Rühren Sie den Kohl um und lassen Sie ihn 10 Minuten stehen.
3. Geben Sie dann den Kohl in den Korb der Fritteuse und fügen Sie die Hühnerbrühe hinzu.
4. Kochen Sie den Kohl 15 Minuten lang bei 250° F, wobei Sie nach der Hälfte der Zeit umrühren.

5. Wenn der Kohl weich ist, ist er fertig.
6. Sofort servieren, solange sie noch heiß sind

Ernährung: Kalorien: 132 Fett: 2,1 Kohlenhydrate: 32,1 Eiweiß: 1,78

18. Gebratener Lauch Rezept

Zubereitungszeit: 5 Minuten

Kochzeit: 10 Minuten

Portionen: 4

Zutaten:

- 4 Lauchstangen; Enden abgeschnitten und halbiert
- 1 Esslöffel Butter; geschmolzen
- 1 Esslöffel Zitronensaft
- Salz und schwarzer Pfeffer nach Geschmack

Wegbeschreibung:

1. Streichen Sie den Lauch mit geschmolzener Butter ein, würzen Sie ihn mit Salz und Pfeffer, geben Sie ihn in Ihre Fritteuse und garen Sie ihn bei 350 °F 7 Minuten lang.

2. Auf a Platte anrichten, mit Zitronensaft beträufeln und servieren

Ernährung: Kalorien: 100; Fett: 4; Ballaststoffe: 2; Kohlenhydrate: 6; Eiweiß: 2

19. Rosenkohl-Tomaten-Mix-Rezept

Zubereitungszeit: 5 Minuten

Kochzeit: 10 Minuten

Portionen: 4

Zutaten:

- 1 lb. Rosenkohl; getrimmt
- 6 Kirschtomaten; halbiert
- 1/4 Tasse grüne Zwiebeln; gehackt.
- 1 Esslöffel Olivenöl
- Salz und schwarzer Pfeffer nach Geschmack

Wegbeschreibung:

1. Würzen Sie den Rosenkohl mit Salz und Pfeffer, geben Sie ihn in Ihre Heißluftfritteuse und garen Sie ihn bei 350 °F, für 10 Minuten
2. Geben Sie sie in eine Schüssel, fügen Sie Salz, Pfeffer, Kirschtomaten, Frühlingszwiebeln und Olivenöl hinzu, schwenken Sie sie gut und servieren Sie sie.

Ernährung: Kalorien: 121; Fett: 4; Ballaststoffe: 4; Kohlenhydrate: 11; Eiweiß: 4

20. Rettich-Haschee-Rezept

Zubereitungszeit: 5 Minuten

Kochzeit: 15 Minuten

Portionen: 4

Zutaten:

- 1/2 Teelöffel Zwiebelpulver
- 1/3 Tasse Parmesan; gerieben
- 4 Eier
- 1 lb. Radieschen; in Scheiben geschnitten
- Salz und schwarzer Pfeffer nach Geschmack

Wegbeschreibung:

1. In a Schüssel; Radieschen mit Salz, Pfeffer, Zwiebel, Eiern und Parmesan mischen und gut verrühren
2. Geben Sie die Radieschen in eine Pfanne, die in Ihre Fritteuse passt, und garen Sie sie bei 350 °F für 7 Minuten.
3. Haschee auf Teller verteilen und servieren.

Ernährung: Kalorien: 80; Fett: 5; Ballaststoffe: 2; Kohlenhydrate: 5; Eiweiß: 7

FLEISCH

21. Wonton-Fleischbällchen

Zubereitungszeit: 15 Minuten

Kochzeit: 10 Minuten

Portionen: 4

Zutaten:

- 1 Pfund Schweinehackfleisch
- 2 große Eier
- ¼ Tasse gehackte grüne Zwiebeln (weiße und grüne Teile)
- ¼ Tasse gehackter frischer Koriander oder Petersilie
- 1 Esslöffel gehackter frischer Ingwer
- 3 Knoblauchzehen, gehackt
- 2 Teelöffel Sojasauce
- 1 Teelöffel Austernsauce
- ½ Teelöffel kosheres Salz
- 1 Teelöffel schwarzer Pfeffer

Wegbeschreibung:

1. Bereiten Sie die Zutaten vor. Kombinieren Sie in der Schüssel eines Standmixers mit Paddelaufsatz Schweinefleisch, Eier, Frühlingszwiebeln, Koriander, Ingwer, Knoblauch, Sojasauce, Austernsauce, Salz und Pfeffer. Mischen Sie auf niedriger Stufe, bis alle Zutaten eingearbeitet sind (2 bis 3 Minuten).
2. Formen Sie die Mischung zu 12 Frikadellen und legen Sie sie in einer einzigen Schicht in den Frittierkorb.
3. Luftfritieren. Stellen Sie die Pro Breeze-Luftfritteuse für 10 Minuten auf 350°F ein. Verwenden Sie ein Fleischthermometer, um sicherzustellen, dass die Fleischbällchen eine Innentemperatur von 145°F erreicht haben.
4. Geben Sie die Fleischbällchen in eine Schüssel und servieren Sie sie.

Ernährung: Kalorien: 402 kcal Eiweiß: 32,69 g Fett: 27,91 g Kohlenhydrate: 3.1 g

22. Barbecue gewürzte Schweinerippchen

Zubereitungszeit: 5 Minuten

Kochzeit: 15 Minuten

Portionen: 6

Zutaten:

- ¼ Tasse Honig, geteilt
- ¾ Tasse BBQ-Sauce
- 2 Esslöffel Tomatenketchup
- 1 Esslöffel Worcestershire-Sauce
- 1 Esslöffel Sojasauce
- ½ Teelöffel Knoblauchpulver
- Frisch gemahlener weißer Pfeffer, zum Abschmecken
- 1¾ Pfund Schweinerippchen

Wegbeschreibung:

1. Bereiten Sie die Zutaten vor. Mischen Sie in einer großen Schüssel 3 Esslöffel Honig und die restlichen Zutaten außer den Schweinerippchen. Im Kühlschrank ca. 20 Minuten marinieren lassen. Heizen Sie die Pro

Breeze-Luftfritteuse auf 355 Grad F. Legen Sie die Rippchen in den Korb der Luftfritteuse.

2. Frittieren an der Luft. Etwa 13 Minuten garen. Rippchen aus der Heißluftfritteuse nehmen und mit dem restlichen Honig bestreichen. Heiß servieren.

Ernährung: Kalorien: 265 kcal Eiweiß: 29,47 g Fett: 9,04 g Kohlenhydrate: 15.87 g

23. Einfaches mariniertes Schweinefilet aus der Heißluftfritteuse

Zubereitungszeit: 1 Stunde & 10 Minuten

Kochzeit: 30 Minuten

Portionen: 4 bis 6

Zutaten:

- ¼ Tasse Olivenöl
- ¼ Tasse Sojasauce
- ¼ Tasse frisch gepresster Zitronensaft
- 1 Knoblauchzehe, gehackt
- 1 Esslöffel Dijon-Senf
- 1 Teelöffel Salz
- ½ Teelöffel frisch gemahlener schwarzer Pfeffer
- 2 Pfund Schweinefilet

Wegbeschreibung:

1. Bereiten Sie die Zutaten vor. Bereiten Sie die Marinade in einer großen Rührschüssel zu. Mischen Sie das Olivenöl, die Sojasauce, den Zitronensaft, den gehackten Knoblauch, den Dijon-Senf, das Salz und den Pfeffer. Bewahren Sie ¼ Tasse der Marinade auf.

2. Legen Sie das Filet in eine große Schüssel und gießen Sie die restliche Marinade über das Fleisch. Abdecken und ca. 1 Stunde im Kühlschrank marinieren. Legen Sie das marinierte Schweinefilet in den Korb der Heißluftfritteuse.

3. Frittieren an der Luft. Stellen Sie die Temperatur Ihres Pro Breeze AF auf 400°F. Stellen Sie den Timer ein und braten Sie 10 Minuten lang. Drehen Sie das Schweinefleisch mit einer Zange um und begießen Sie es mit der Hälfte der reservierten Marinade. Stellen Sie den Timer zurück und braten Sie weitere 10 Minuten.

4. Drehen Sie das Schweinefleisch mit einer Zange um und begießen Sie es mit der restlichen Marinade.

5. Setzen Sie den Timer zurück und braten Sie weitere 10 Minuten, für eine Gesamtgarzeit von 30 Minuten.

Ernährung: Kalorien: 345 kcal Eiweiß: 41,56 g Fett: 17,35 g Kohlenhydrate: 3.66 g

24. Schweinekoteletts mit Balsamico-Glasur

Zubereitungszeit: 5 Minuten

Kochzeit: 50

Portionen: 4

Zutaten:

- ¾ Tasse Balsamico-Essig
- 1 ½ Esslöffel Zucker
- 1 Esslöffel Butter
- 3 Esslöffel Olivenöl
- 3 Esslöffel Salz
- 3 Koteletts vom Schwein

Wegbeschreibung:

1. Bereiten Sie die Zutaten vor. Geben Sie alle Zutaten in eine Schüssel und lassen Sie das Fleisch für mindestens 2 Stunden im Kühlschrank marinieren. Heizen Sie die Pro Breeze-Luftfritteuse auf 390°F vor. Setzen Sie das Grillpfannen-Zubehör in die Fritteuse.

2. Luftbraten. Grillen Sie die Schweinekoteletts 20 Minuten lang. Achten Sie darauf, das Fleisch alle 10

Minuten zu wenden, um es gleichmäßig zu grillen. Gießen Sie in der Zwischenzeit den Balsamico-Essig in einen Topf und lassen Sie ihn mindestens 10 Minuten lang köcheln, bis die Sauce eindickt. Bestreichen Sie das Fleisch vor dem Servieren mit der Glasur.

Ernährung: Kalorien: 274 Fett: 18g Eiweiß: 17g

25. Perfektes luftgebratenes Schweinekotelett

Zubereitungszeit: 5 Minuten

Zubereitungszeit: 17 Minuten

Portionen: 4

Zutaten:

- 3 Tassen Brotkrümel
- ½ Tasse geriebener Parmesankäse
- 2 Esslöffel Pflanzenöl
- 2 Teelöffel Salz
- 2 Teelöffel süßer Paprika
- ½ Teelöffel Zwiebelpulver
- ¼ Teelöffel Knoblauchpulver
- 6 (½-Zoll-dick) Schweinekoteletts mit Knochen

Wegbeschreibung:

1. Bereiten Sie die Zutaten vor. Besprühen Sie den Korb der Pro Breeze-Luftfritteuse mit Olivenöl. Mischen Sie in einem großen wiederverschließbaren Beutel die Semmelbrösel, den Parmesankäse, das Öl, Salz, Paprika, Zwiebelpulver und Knoblauchpulver.

Verschließen Sie den Beutel und schütteln Sie ihn ein paar Mal, damit sich die Gewürze miteinander vermischen. Legen Sie die Schweinekoteletts nacheinander in den Beutel und schütteln Sie sie, um sie zu panieren.

2. Luftfritieren. Legen Sie die Schweinekoteletts in einer einzigen Schicht in den gefetteten Pro Breeze-Luftfritierkorb. Achten Sie darauf, dass der Korb nicht überfüllt ist. Besprühen Sie die Koteletts großzügig mit Olivenöl, um eine pudrige, ungekochte Panade zu vermeiden.

3. Stellen Sie die Temperatur Ihres Pro Breeze AF auf 360°F ein. Stellen Sie den Timer ein und rösten Sie für 10 Minuten.

4. Wenden Sie die Koteletts mit einer Zange. Besprühen Sie sie großzügig mit Olivenöl.

5. Setzen Sie den Timer zurück und braten Sie weitere 7 Minuten.

6. Prüfen Sie, ob das Schweinefleisch eine Innentemperatur von 145°F erreicht hat. Fügen Sie bei Bedarf Garzeit hinzu.

Ernährung: Kalorien: 513 Fett: 23g Gesättigtes Fett: 8g Kohlenhydrate: 22g Ballaststoffe: 2g Zucker: 3g Eiweiß: 50g Eisen: 3mg; Natrium: 1521mg

26. Rustikale Schweinerippchen

Zubereitungszeit: 5 Minuten

Kochzeit: 15 Minuten

Portionen: 4

Zutaten:

- 1 Gestell mit Schweinerippchen
- 3 Esslöffel trockener Rotwein
- 1 Esslöffel Sojasauce
- 1/2 Teelöffel getrockneter Thymian
- 1/2 Teelöffel Zwiebelpulver
- 1/2 Teelöffel Knoblauchpulver
- 1/2 Teelöffel gemahlener schwarzer Pfeffer
- 1 Teelöffel Rauchsalz
- 1 Esslöffel Speisestärke
- 1/2 Teelöffel Olivenöl

Wegbeschreibung:

1. Bereiten Sie die Zutaten vor. Heizen Sie zunächst Ihre Heißluftfritteuse auf 390 Grad F vor. Geben Sie alle

Zutaten in eine Rührschüssel und lassen Sie sie mindestens 1 Stunde marinieren.

2. Frittieren an der Luft. Garen Sie die marinierten Rippchen ca. 25 Minuten bei 390 Grad F. Servieren Sie sie heiß.

Ernährung: Kalorien: 119 kcal Eiweiß: 12,26 g Fett: 5,61 g Kohlenhydrate: 3.64 g

27. Air Fryer Baby Back Ribs

Zubereitungszeit: 5 Minuten

Kochzeit: 25 Minuten

Portionen: 4

Zutaten:

- 1 Rack Baby Back Ribs
- 1 Esslöffel Knoblauchpulver
- 1 Teelöffel frisch gemahlener schwarzer Pfeffer
- 2 Esslöffel Salz
- 1 Tasse Barbecue-Sauce (jede Art)

Wegbeschreibung:

1. Vorbereiten der Zutaten
2. Trocknen Sie die Rippchen mit einem Papiertuch ab.
3. Würzen Sie die Rippchen mit dem Knoblauchpulver, Pfeffer und Salz.
4. Legen Sie die gewürzten Rippchen in die Heißluftfritteuse.
5. Frittieren an der Luft.

6. Stellen Sie die Temperatur Ihres Pro Breeze AF auf 400°F ein. Stellen Sie den Timer ein und grillen Sie für 10 Minuten.

7. Wenden Sie die Rippchen mit einer Zange.

8. Setzen Sie den Timer zurück und grillen Sie weitere 10 Minuten.

9. Sobald die Rippchen gar sind, mit einem Backpinsel die Barbecue-Sauce aufpinseln, dann den Timer einstellen und die letzten 3 bis 5 Minuten grillen.

Ernährung: Kalorien: 422 Fett: 27g Gesättigtes Fett: 10g Kohlenhydrate: 25g Ballaststoffe: 1g Zucker: 17g Eiweiß: 18g Eisen: 1mg Natrium: 4273mg

28. Schweinekoteletts in Parmesankruste

Zubereitungszeit: 10 Minuten

Kochzeit: 15 Minuten

Portionen: 8

Zutaten:

- 3 Esslöffel geriebener Parmesankäse
- 1 C. Schweineschwartenkrümel
- 2 geschlagene Eier
- ¼ Teelöffel Chilipulver
- ½ Teelöffel Zwiebelpulver
- 1 Teelöffel geräucherter Paprika
- ¼ Teelöffel Pfeffer
- ½ Teelöffel Salz
- 4-6 dicke Schweinekoteletts ohne Knochen

Wegbeschreibung:

1. Bereiten Sie die Zutaten vor. Stellen Sie sicher, dass Ihre Luftfritteuse auf 400 Grad vorgeheizt ist.

2. Würzen Sie beide Seiten der Schweinekoteletts mit Pfeffer und Salz.

3. Verarbeiten Sie die Schweineschwarten in einer Küchenmaschine zu Krümeln. Krümel mit anderen Gewürzen mischen.

4. Eier verquirlen und in eine andere Schüssel geben.

5. Tauchen Sie die Schweinekoteletts in die Eier und dann in die Schwartenbröselmischung.

6. Luftfritieren. Sprühen Sie die Luftfritteuse mit Olivenöl ein und legen Sie die Schweinekoteletts in den Korb. Stellen Sie die Temperatur auf 400°F und die Zeit auf 15 Minuten ein.

Ernährung: Kalorien: 422 Fett: 19g Eiweiß: 38g Zucker: 2g

29. Knusprige Knödel

Zubereitungszeit: 10 Minuten

Kochzeit: 10 Minuten

Portionen: 8

Zutaten:

- .5 lb. Schweinefleisch gemahlen
- 1 Esslöffel Olivenöl
- Je 0,5 Teelöffel schwarzer Pfeffer und Salz
- Die Hälfte von 1 Pkg. Knödel-Wrapper

Wegbeschreibung:

1. Stellen Sie die Temperatur der Heißluftfritteuse auf 390º Fahrenheit ein.
2. Mischen Sie die Fixierungen zusammen.
3. Bereiten Sie jeden Knödel mit zwei Teelöffeln der Schweinefleischmischung zu.
4. Versiegeln Sie die Kanten mit einer Portion Wasser, um die Dreiecksform herzustellen.

5. Besprühen Sie den Air Fryer-Korb bei Bedarf leicht mit einem Speiseölspray. Fügen Sie die Knödel hinzu, um sie acht Minuten lang zu frittieren.

6. Servieren Sie sie, wenn sie fertig sind.

Ernährung: Kalorien: 110 kcal Eiweiß: 8,14 g Fett: 8,34 g Kohlenhydrate: 0.27 g

30. Schweinefleisch Joint

Zubereitungszeit: 10 Minuten

Kochzeit: 20 Minuten

Portionen: 10

Zutaten:

- 3 Tassen Gekochtes zerkleinertes Schweinefilet oder Huhn
- Tassen Fettfreier geschredderter Mozzarella
- 10 kleine Mehltortillas
- Limettensaft

Wegbeschreibung:

1. Stellen Sie die Heißluftfritteuse auf 380º Fahrenheit ein.
2. Den Saft über das Schweinefleisch träufeln.
3. Erhitzen Sie jeweils fünf der Tortillas in der Mikrowelle (legen Sie ein feuchtes Papiertuch für 10 Sekunden darüber). Geben Sie drei Unzen Schweinefleisch und ¼ Tasse Käse auf jede Tortilla.
4. Rollen Sie die Tortillas straff auf. Legen Sie die Tortillas auf eine gefettete, mit Folie ausgelegte Form.

5. Sprühen Sie eine gleichmäßige Schicht Speiseölspray auf die Tortillas.

6. Braten Sie die Tortillas 7 bis 10 Minuten lang an der Luft, bis sie eine goldene Farbe haben, und wenden Sie sie nach der Hälfte der Zeit.

Ernährung: Kalorien:334 kcal Eiweiß: 32,03 g Fett: 6,87 g Kohlenhydrate: 33.92 g

FISCH UND MEERESFRÜCHTE

31. Fliegender Fisch

Zubereitungszeit: 5 Minuten

Kochzeit: 12 Minuten

Portionen: 4

Zutaten:

- Esslöffel Öl

- 3-4 oz Semmelbrösel

- 1 verquirltes Vollei in einer Untertasse/Suppenteller

- 4 frische Fischfilets

- Frische Zitrone (zum Servieren)

Wegbeschreibung:

1. Bereiten Sie die Zutaten vor. Heizen Sie die Heißluftfritteuse auf 350° F vor. Mischen Sie die Krümel und das Öl, bis es schön locker aussieht. Tauchen Sie den Fisch in das Ei und bestreichen Sie ihn leicht, dann gehen Sie zu den Krümeln über. Achten Sie darauf, dass das Filet gleichmäßig bedeckt ist.

2. Luftfritieren. Garen Sie im Korb der Luftfritteuse etwa 12 Minuten lang - je nach Größe der verwendeten Filets. Mit frischer Zitrone und Pommes frites servieren, um das Duo zu vervollständigen.

Ernährung: Kalorien: 180 Kohlenhydrate: 9 g Fett: 12 g Eiweiß: 19 g

32. Fisch-Tacos aus der Fritteuse

Zubereitungszeit: 5 Minuten

Kochzeit: 15 Minuten

Portionen: 4

Zutaten:

- 1 Pfund Kabeljau
- 1 Esslöffel Kreuzkümmel
- ½ Esslöffel Chilipulver
- 1 ½ C. Kokosnussmehl
- 10 Unzen mexikanisches Bier
- 2 Eier

Wegbeschreibung:

1. Bereiten Sie die Zutaten vor. Bier und Eier miteinander verquirlen. Mehl, Pfeffer, Salz, Kreuzkümmel und Chilipulver miteinander verquirlen. Kabeljau in große Stücke schneiden und in der Eiermischung und dann in der Mehlmischung wenden.

2. Luftfritieren. Besprühen Sie den Boden des Frittierkorbs mit Olivenöl und geben Sie die

beschichteten Kabeljau-Stücke hinein. 15 Minuten bei 375 Grad garen.

3. Auf Salatblättern servieren und mit hausgemachter Salsa garnieren.

Ernährung: Kalorien: 178; Kohlenhydrate: 61g; Fett: 10g; Eiweiß: 19g; Zucker:1g

33. Jakobsmuscheln im Speckmantel

Zubereitungszeit: 5 Minuten

Kochzeit: 5 Minuten

Portionen: 4

Zutaten:

- 1 Teelöffel Paprika
- 1 Teelöffel Zitronenpfeffer
- 5 Scheiben mittig geschnittener Speck
- 20 rohe Jakobsmuscheln

Wegbeschreibung:

1. Bereiten Sie die Zutaten vor. Spülen Sie die Jakobsmuscheln ab, lassen Sie sie abtropfen und legen Sie sie auf Papiertücher, um überschüssige Feuchtigkeit aufzusaugen. Schneiden Sie die Speckscheiben in 4 Stücke. Jede Jakobsmuschel mit einem Stück Speck umwickeln, dann mit Zahnstochern befestigen. Die eingewickelten Jakobsmuscheln mit Paprika und Zitronenpfeffer bestreuen.

2. Luftfritieren. Sprühen Sie den Korb der Luftfritteuse mit Olivenöl ein und geben Sie die Jakobsmuscheln hinein.

3. 5-6 Minuten bei 400 Grad backen, dabei nach der Hälfte der Zeit wenden.

Ernährung: Kalorien: 389; Kohlenhydrate: 63g; Fett: 17g; Eiweiß: 21g; Zucker: 1g

34. Schnell gebratener Wels

Zubereitungszeit: 5 Minuten

Kochzeit: 15 Minuten

Portionen: 4

Zutaten:

- 3/4 Tassen Original Bisquick™-Mischung
- 1/2 Tasse gelbes Maismehl
- 1 Esslöffel Meeresfrüchtegewürz
- 4 Welsfilets (je 4-6 oz.)
- 1/2 Tasse Ranch-Dressing

Wegbeschreibung:

1. Vorbereiten der Zutaten.

2. Mischen Sie in einer Schüssel die Bisquick-Mischung, das Maismehl und das Meeresfrüchtegewürz zusammen. Tupfen Sie die Filets trocken und bestreichen Sie sie dann mit Ranch-Dressing. Drücken Sie die Filets auf beiden Seiten in die Bisquick-Mischung, bis das Filet gleichmäßig bedeckt ist.

3. Frittieren an der Luft.

4. In der Heißluftfritteuse bei 360 Grad 15 Minuten garen, die Filets nach der Hälfte der Zeit wenden. Servieren.

Ernährung: Kalorien: 372; Fett: 16g; Eiweiß: 28g; Ballaststoffe: 1,7g

35. Luftgebratene Kräutergarnele

Zubereitungszeit: 2 Minuten

Kochzeit: 5 Minuten

Portionen: 4

Zutaten:

- Ein ¼ Pfund Garnelen, geschält und entdarmt
- ½ Teelöffel Paprika
- Ein Esslöffel Olivenöl
- ¼ Cayennepfeffer
- ½ Teelöffel Old Bay Gewürz

Wegbeschreibung:

1. Heizen Sie die Heißluftfritteuse auf 400°Fahrenheit vor. Mischen Sie alle Zutaten in einer Schüssel. Geben Sie die gewürzten Garnelen in den Korb der Fritteuse und garen Sie sie 5 Minuten lang.

Ernährung: Kalorien: 300 Gesamtfett: 9.3g Kohlenhydrate: 8.2g Eiweiß: 14.6g

36. Krabben und gegrillte Käsesandwiches

Zubereitungszeit: 10 Minuten

Kochzeit: 5 Minuten

Portionen: 4

Zutaten:

- 1¼ Tassen geschredderter Colby-, Cheddar- oder Havarti-Käse
- 1 (6-Unzen) Dose kleine Garnelen, abgetropft
- Esslöffel Mayonnaise
- Esslöffel gehackte grüne Zwiebel
- Scheiben Vollkorn- oder Vollweizenbrot
- Esslöffel weiche Butter

Wegbeschreibung:

1 Kombinieren Sie in einer mittelgroßen Schüssel den Käse, die Garnelen, die Mayonnaise und die grünen Zwiebeln und mischen Sie sie gut.

2 Streichen Sie diese Mischung auf zwei der Brotscheiben. Bedecken Sie sie mit den anderen

Brotscheiben, sodass zwei Sandwiches entstehen. Bestreichen Sie die Sandwiches leicht mit Butter.

3   Grillen Sie in der Heißluftfritteuse 5 bis 7 Minuten oder bis das Brot gebräunt und knusprig ist und der Käse geschmolzen ist. Halbieren Sie das Brot und servieren Sie es warm.

Ernährung: Kalorien: 276 Gesamtfett: 14g Gesättigtes Fett: 6g Cholesterin: 115mg Natrium: 573mg Kohlenhydrate: 16g Ballaststoffe: 2g Eiweiß: 22g

37. Krabbenkroketten

Zubereitungszeit: 12 Minuten

Kochzeit: 8 Minuten

Portionen: 3-4

Zutaten:

- ⅔ Pfund gekochte Garnelen, geschält und entdarmt
- 1½ Tassen Semmelbrösel, geteilt
- 1 Ei, verquirlt
- Esslöffel Zitronensaft
- Frühlingszwiebeln, fein gehackt
- ½ Teelöffel getrocknetes Basilikum
- Prise Salz
- Frisch gemahlener schwarzer Pfeffer
- Esslöffel Olivenöl

Wegbeschreibung:

1 Hacken Sie die Garnele fein. Nehmen Sie etwa 1 Esslöffel der fein gehackten Garnele und hacken Sie sie weiter, bis sie fast eine Paste ist. Beiseite stellen.

2. Vermengen Sie in einer mittelgroßen Schüssel ½ Tasse der Semmelbrösel mit dem Ei und dem Zitronensaft. 5 Minuten stehen lassen.

3. Rühren Sie die Garnelen, Frühlingszwiebeln, Basilikum, Salz und Pfeffer unter die Paniermehlmischung.

4. Kombinieren Sie die restliche 1 Tasse Semmelbrösel mit dem Olivenöl auf einem flachen Teller; gut mischen.

5. Formen Sie die Garnelenmischung zu 1½-Zoll-Rundbällen und drücken Sie sie mit den Händen fest. Rollen Sie sie in der Brotkrumenmischung, um sie zu beschichten.

6. Frittieren Sie die kleinen Kroketten schubweise 6 bis 8 Minuten oder bis sie braun und knusprig sind. Mit Cocktailsauce zum Dippen servieren, falls gewünscht.

Ernährung: Kalorien: 330 Gesamtfett: 12g Gesättigtes Fett: 2g Cholesterin: 201mg Natrium: 539mg Kohlenhydrate: 31g Ballaststoffe: 2g Eiweiß: 24g

38. Gebutterter Knoblauch-Oregano auf Venusmuscheln

Zubereitungszeit: 10 Minuten

Kochzeit: 5 Minuten

Portionen: 4

Zutaten:

- ¼ Tasse Parmesankäse, gerieben
- ¼ Tasse Petersilie, gehackt
- 1 Tasse Paniermehl
- 1 Teelöffel getrockneter Oregano
- 2 Dutzend Venusmuscheln, geschält
- 3 Knoblauchzehen, gehackt
- 4 Esslöffel Butter, geschmolzen

Wegbeschreibung:

1. Mischen Sie in einer mittelgroßen Schüssel die Semmelbrösel, den Parmesankäse, die Petersilie, den Oregano und den Knoblauch zusammen. Rühren Sie die geschmolzene Butter ein.

2. Heizen Sie die Heißluftfritteuse auf 3900F vor.

3. Setzen Sie das Zubehör der Auflaufform in die Fritteuse und legen Sie die Muscheln hinein.

4. Streuen Sie die Krümelmischung über die Muscheln.

5. Kochen Sie 5 Minuten lang.

Ernährung: Kalorien pro Portion: 160 Kohlenhydrate: 6,3g Eiweiß: 2,9g Fett: 13,6g

39. Gebutterte Garnelen mit Knoblauch-Sriracha

Zubereitungszeit: 10 Minuten

Kochzeit: 15 Minuten

Portionen: 2

Zutaten:

- 1 Esslöffel Limettensaft
- 1 Esslöffel Sriracha
- 1 Pfund große Garnelen, ohne Schale und der Länge nach geschnitten oder in der Mitte durchgeschnitten
- 1 Teelöffel Fischsauce
- 2 Esslöffel geschmolzene Butter
- 2 Esslöffel gehackter Knoblauch
- Salz und Pfeffer nach Geschmack

Wegbeschreibung:

1. Heizen Sie die Heißluftfritteuse auf 3900F vor.
2. Setzen Sie das Grillpfannenzubehör in die Heißluftfritteuse ein.
3. Würzen Sie die Krabben mit den restlichen Zutaten.

4. Legen Sie sie auf die Grillpfanne und garen Sie sie 15 Minuten lang. Achten Sie darauf, die Garnelen nach der Hälfte der Garzeit zu wenden.

Ernährung: Kalorien pro Portion: 443 Kohlenhydrate: 9,7 g Eiweiß: 62,8 g Fett: 16,9 g

40. Cajun gewürztes Lachsfilet

Zubereitungszeit: 10 Minuten

Kochzeit: 15 Minuten

Portionen: 1

Zutaten:

- 1 Lachsfilet
- 1 Teelöffel Saft einer Zitrone, frisch gepresst
- 3 Esslöffel natives Olivenöl extra
- Eine Prise Cajun-Gewürzmischung
- Salz und Pfeffer nach Geschmack

Wegbeschreibung:

1. Heizen Sie die Heißluftfritteuse 5 Minuten lang vor.
2. Geben Sie alle Zutaten in eine Schüssel und schwenken Sie sie zum Überziehen.
3. Legen Sie das Fischfilet in den Korb der Heißluftfritteuse.
4. Backen Sie 15 Minuten lang bei 3250F.

5. Nach dem Garen mit Olivenöl beträufeln

Ernährung: Kalorien pro Portion: 523 Kohlenhydrate: 4,6g Eiweiß: 47,9g Fett: 34,8g

SNACKS UND NACHSPEISE

41. Kurkuma Karottenchips

Zubereitungszeit: 5 Minuten

Kochzeit: 25 Minuten

Portionen: 4

Zutaten:

- Möhren, in dünne Scheiben geschnitten
- Salz und schwarzer Pfeffer nach Geschmack
- ½ Teelöffel Kurkumapulver
- ½ Teelöffel Chaat Masala
- 1 Teelöffel Olivenöl

Wegbeschreibung:

1 Geben Sie alle Zutaten in eine Schüssel und schwenken Sie sie gut durch.

2 Geben Sie die Mischung in den Korb Ihrer Heißluftfritteuse und garen Sie sie bei 370 Grad F für

25 Minuten, wobei Sie die Fritteuse von Zeit zu Zeit schütteln.

3 Als Zwischenmahlzeit servieren.

Ernährung: Kalorien 161, Fett 1, Ballaststoffe 2, Kohlenhydrate 5, Eiweiß 3

42. Schnittlauch-Rettich-Snack

Zubereitungszeit: 5 Minuten

Kochzeit: 10 Minuten

Portionen: 4

Zutaten:

- 16 Radieschen, in Scheiben geschnitten
- Ein Nieselregen Olivenöl
- Salz und schwarzer Pfeffer nach Geschmack
- 1 Esslöffel Schnittlauch, gehackt

Wegbeschreibung:

1. Mischen Sie die Radieschen, Salz, Pfeffer und Öl in einer Schüssel; schwenken Sie sie gut durch.
2. Legen Sie die Radieschen in den Korb Ihrer Heißluftfritteuse und garen Sie sie bei 350 Grad F für 10 Minuten.
3. In Schalen verteilen und mit Schnittlauch bestreut servieren.

Ernährung: Kalorien 100, Fett 1, Ballaststoffe 2, Kohlenhydrate 4, Eiweiß 1

43. Linsen Snack

Zubereitungszeit: 5 Minuten

Kochzeit: 12 Minuten

Portionen: 4

Zutaten:

- 15 Unzen Linsen in Dosen, abgetropft
- ½ Teelöffel Kreuzkümmel, gemahlen
- 1 Esslöffel Olivenöl
- 1 Teelöffel Paprika süß
- Salz und schwarzer Pfeffer nach Geschmack

Wegbeschreibung:

1. Geben Sie alle Zutaten in eine Schüssel und vermischen Sie sie gut.
2. Geben Sie die Mischung in Ihre Heißluftfritteuse und garen Sie sie bei 400 Grad F für 12 Minuten.
3. In Schalen aufteilen und als Snack servieren - oder als Beilage, oder Vorspeise!

Ernährung: Kalorien 151, Fett 1, Ballaststoffe 6, Kohlenhydrate 10, Eiweiß 6

44. Air Fried Mais

Zubereitungszeit: 5 Minuten

Kochzeit: 10 Minuten

Portionen: 4

Zutaten:

- Esslöffel Maiskörner
- 2½ Esslöffel Butter

Wegbeschreibung:

1. Mischen Sie den Mais mit der Butter in einem Topf, der in Ihre Heißluftfritteuse passt.
2. Stellen Sie die Pfanne in die Heißluftfritteuse und garen Sie sie bei 400 Grad F für 10 Minuten.
3. Als Snack servieren und genießen!

Ernährung: Kalorien 70, Fett 2, Ballaststoffe 2, Kohlenhydrate 7, Eiweiß 3

45. Paniere Champignons

Zubereitungszeit: 10 Minuten

Kochzeit: 45 Minuten

Portionen: 4

Zutaten:

- 1 lb. kleine Champignons, geputzt
- Tassen Paniermehl
- Eier, verquirlt
- Salz und Pfeffer nach Geschmack
- 2 Tassen Parmigiano Reggiano-Käse, gerieben

Wegbeschreibung

1 Heizen Sie die Fritteuse auf 360 F vor. Geben Sie die Semmelbrösel in eine Schüssel, salzen und pfeffern Sie sie und mischen Sie sie gut. Gießen Sie den Käse in eine separate Schüssel und stellen Sie ihn beiseite. Tauchen Sie jeden Pilz in die Eier, dann in die Krümel und dann in den Käse.

2   Schieben Sie den Frittierkorb heraus und geben Sie 6 bis 10 Champignons hinein. Garen Sie sie 20 Minuten lang, bei Bedarf schubweise. Mit Käsedip servieren.

Ernährung: Kalorien 487; Kohlenhydrate 49g; Fett 22g; Eiweiß 31g

46. Käsestäbchen mit süßer Thai-Soße

Zubereitungszeit: 2 Stunden

Kochzeit: 20 Minuten

Portionen: 4

Zutaten:

- 12 Mozzarella-Strangkäse
- Tassen Paniermehl
- Eier
- 1 Tasse süße Thai-Sauce
- Esslöffel entrahmte Milch

Wegbeschreibung

1. Schütten Sie die Krümel in eine mittelgroße Schüssel. Schlagen Sie die Eier in eine andere Schüssel und verquirlen Sie sie mit der Milch. Tauchen Sie die Käsestangen nacheinander in die Eimischung, in die Krümel, dann wieder in die Eimischung und dann wieder in die Krümel.

2. Legen Sie die beschichteten Käsestangen auf ein Backblech und frieren Sie sie 1 bis 2 Stunden lang ein. Heizen Sie die Heißluftfritteuse auf 380 F vor. Legen

Sie die Sticks in die Fritteuse, ohne sie zu überfüllen. 5 Minuten lang garen, dabei nach der Hälfte der Garzeit wenden, um sie gleichmäßig zu bräunen. Garen Sie sie schubweise. Mit einer süßen Thai-Sauce servieren.

Ernährung: Kalorien 158; Kohlenhydrate 14g; Fett 7g; Eiweiß 9g

47. Avocados im Speckmantel

Zubereitungszeit: 10 Minuten

Kochzeit: 30 Minuten

Portionen: 4

Zutaten:

- 12 dicke Streifen Speck
- große Avocados, in Scheiben geschnitten
- ⅓ Teelöffel Salz
- ⅓ Teelöffel Chilipulver
- ⅓ Teelöffel Kreuzkümmelpulver

Wegbeschreibung

1 Dehnen Sie die Speckstreifen, um sie zu verlängern, und schneiden Sie sie mit einem Messer in die Hälfte, sodass 24 Stücke entstehen. Wickeln Sie jedes Speckstück von einem Ende bis zum anderen Ende um eine Scheibe Avocado. Stecken Sie das Ende des Specks in den Wrap. Auf einer flachen Oberfläche anrichten und auf beiden Seiten mit Salz, Chili und Kreuzkümmel würzen.

2. Legen Sie 4 bis 8 eingewickelte Stücke in die Heißluftfritteuse und garen Sie sie bei 350 F für 8 Minuten oder bis der Speck gebräunt und knusprig ist. Auf ein Gitterrost herausnehmen und den Vorgang für die restlichen Avocadostücke wiederholen.

Ernährung: Kalorien 193; Kohlenhydrate 10g; Fett 16g; Eiweiß 4g

48. Scharfe Hähnchen-Wingettes

Zubereitungszeit: 10 Minuten

Kochzeit: 40 Minuten

Portionen: 4

Zutaten:

- 15 Hähnchenflügelchen
- Salz und Pfeffer nach Geschmack
- ⅓ Tasse scharfe Sauce
- ⅓ Tasse Butter
- ½ Esslöffel Essig

Wegbeschreibung

1. Heizen Sie die Luftfritteuse auf 360 F vor. Würzen Sie die Vignetten mit Pfeffer und Salz. Geben Sie sie in die Heißluftfritteuse und garen Sie sie 35 Minuten lang. Alle 5 Minuten umdrehen. Sobald sie fertig sind, nehmen Sie sie in eine Schüssel. Schmelzen Sie die Butter bei schwacher Hitze in einem Topf. Geben Sie den Essig und die scharfe Soße hinzu. Umrühren und eine Minute lang kochen.

2   Schalten Sie die Hitze aus. Gießen Sie die Sauce über das Huhn. Schwenken Sie es, um es gut zu beschichten. Geben Sie das Hähnchen auf eine Servierplatte. Mit Blauschimmelkäse-Dressing servieren.

Ernährung: Kalorien 563; Kohlenhydrate 2g; Fett 28g; Eiweiß 35g

49. Karotten-Chips

Zubereitungszeit: 10 Minuten

Kochzeit: 10 Minuten

Portionen: 4

Zutaten:

- große Möhren, gewaschen und geschält
- Salz nach Geschmack
- Kochspray

Wegbeschreibung

1. Schneiden Sie die Karotten mit einem Mandolinenhobel der Höhe nach in sehr dünne Scheiben. Legen Sie die Karottenstreifen in eine Schüssel und würzen Sie sie mit Salz nach Geschmack. Fetten Sie den Frittierkorb leicht mit Kochspray ein und geben Sie die Karottenstreifen hinein. Garen Sie die Karottenstreifen bei 350 F für 10 Minuten, wobei Sie nach der Hälfte der Zeit einmal umrühren.

Ernährung: Kalorien 35; Kohlenhydrate 8g; Fett 3g; Eiweiß 1g

50. Schnelle Käsesticks

Zubereitungszeit: 5 Minuten

Kochzeit: 10 Minuten

Portionen: 4

Zutaten:

- -6 oz Brotkäse
- Esslöffel Butter
- Tassen Panko-Krümel

Wegbeschreibung

1. Geben Sie die Butter in eine Schüssel und schmelzen Sie sie 2 Minuten lang in der Mikrowelle; stellen Sie sie beiseite. Schneiden Sie den Käse mit einem Messer in gleichgroße Sticks. Jede Stange mit Butter bepinseln und in Panko-Krümel tauchen. Die Käsestangen in einer einzigen Schicht auf dem Frittierkorb anordnen. Bei 390 F 10 Minuten lang garen. Nach der Hälfte der Zeit wenden, um sie gleichmäßig zu bräunen; warm servieren.

Ernährung: Kalorien 256; Kohlenhydrate 8g; Fett 21g; Eiweiß 16g

SCHLUSSFOLGERUNG

Eine Luftfritteuse ist ein Gerät, das mit Hilfe von Zwangsluft heiße Luft um Ihr Essen zirkulieren lässt, was wiederum dazu beiträgt, dass es schnell und gleichmäßig gegart wird. Es ist eine Art Umluftofen, aber er verwendet Luft anstelle von Heizspiralen. Das Endergebnis ist eine knusprigere, schmackhaftere Version von frittiertem Essen.

Luftfritteusen arbeiten, indem sie heiße Luft um die Lebensmittel zirkulieren lassen. Sie haben ein Heizelement unter einem Metallgitterkorb. Die heiße Luft erwärmt das Metallgitter und das Metallgitter erwärmt das Gargut. Die heiße Luft zirkuliert kontinuierlich um das Gargut und gart es von allen Seiten.

Ich bin irgendwie besessen von meiner Heißluftfritteuse. Wenn Sie nicht mit Luftfritteusen vertraut sind, handelt es sich um diese Tischgeräte, die eine Kreuzung zwischen einem Toaster und einer Fritteuse sind. Sie benutzen superheiße Luft, um Essen zu frittieren.

Tipps für gesundes Leben

Denken Sie in Kategorien von Inhaltsstoffen

Anstatt Lebensmittel als Reste zu betrachten, können Sie sie als eine Zutat betrachten, die Sie für die Zubereitung einer neuen Mahlzeit verwenden können. Wenn Sie z. B. Nudelreste haben, können Sie diese für eine Frittata verwenden. Sie können auch übriggebliebenes gekochtes Gemüse mit einer Dose Tomaten nehmen; mischen Sie sie, um eine mit Gemüse gefüllte Pastasauce zu erhalten. Wenn Sie Reis, Gemüse oder Fleisch von gestern Abend übrig haben, können Sie daraus alles machen, was Sie wollen. Seien Sie einfach kreativ!

Suppe kochen

Wenn Sie etwas Gemüse von einer vorangegangenen Mahlzeit übrig haben, können Sie es am nächsten Tag für eine Suppe verwenden. Sie müssen nur alles in einen Mixer geben, das Gemüse pürieren und es in ein oder zwei Tassen Hühnerbrühe geben und in einem Topf erwärmen. Würzen Sie es mit Pfeffer und Salz. Verfeinern Sie es mit Olivenöl, Pesto oder Croutons, und schon sind Sie startklar!

Altbackenes Brot retten

Wenn Sie das Gefühl haben, dass das gekaufte Bäckerbrot nach einem Tag oder so seine Frische verloren hat, halbieren

Sie den Laib einfach, beträufeln ihn mit Olivenöl und reiben ihn mit reifen Tomaten ein. Würzen Sie es mit Salz und Pfeffer, und backen Sie es dann. Voila, ein frischer Laib mit einem Extra-Kick!

CPSIA information can be obtained
at www.ICGtesting.com
Printed in the USA
LVHW081817010621
689062LV00015B/1841